**D$^r$ Emile BLANCHET**

Médecin Stagiaire au Val-de-Grâce

# Automobilisme et Médecine

## Rôle thérapeutique de l'Automobile

## 1904


LYON. — IMP. A. REY

# AUTOMOBILISME et MÉDECINE

## RÔLE THÉRAPEUTIQUE DE L'AUTOMOBILE

R.F.

# AUTOMOBILISME ET MÉDECINE

## RÔLE THÉRAPEUTIQUE DE L'AUTOMOBILE

PAR

### Le D<sup>r</sup> Émile BLANCHET

Médecin Stagiaire au Val-de-Grâce.

LYON

A. REY & C<sup>ie</sup>, IMPRIMEURS-ÉDITEURS DE L'UNIVERSITÉ

4, RUE GENTIL, 4

1904

# AUTOMOBILISME et MÉDECINE

## ROLE THÉRAPEUTIQUE DE L'AUTOMOBILE

## INTRODUCTION

En 1902, quelques journaux firent grand bruit à propos des déclarations d'un médecin anglais relatives à l'influence de l'automobile sur la santé. Ce médecin prétendait qne la locomotion à grande vitesse était un heureux moyen d'administrer le traitement du plein air aux tuberculeux. Il déclarait que les bienfaisants effets d'une promenade en automobile l'avaient vivement frappé; ils se traduisaient par un sentiment de vive gaieté, un accroissement de l'appétit, un meilleur sommeil et une augmentation de « saine chaleur ». Le tout coïncidait avec une diminution considérable de la toux.

Ces déclarations ne soulevèrent aucune polémique dans le monde médical. La question posée par le médecin anglais méritait peut-être qu'on lui montrât plus de bienveillante attention. L'automobile continua à n'être considéré que « comme un mal qui répand la terreur et capable, en un jour, d'enrichir l'Achéron. » Certaines têtes blanches se mirent à regretter la vie sédentaire d'autrefois « quand les bœufs au pas lent promenaient dans Paris le monarque indolent » sans vouloir reconnaître que les accidents n'avaient pas pour cause l'imprudence de leurs déplorables victimes et ne devaient pas être imputés à la locomotion nouvelle dont les progrès ne sauraient souffrir des catastrophes où des malheureux paient de leur vie la confiance exagérée qu'ils ont en eux-mêmes.

Les générations nouvelles veulent aller vite, vivre vite. Lorsqu'on a senti autour de ses tempes l'impression de vertige que donne la machine fendant le vent, comment s'arrêter ? C'est une autre forme d'ivresse. Quand on a goûté à la vitesse, on y revient comme le buveur à son absinthe. Il y a là une autre forme de l'alcoolisme. La soif vous prend des espaces avalés, des kilomètres, des courses folles, des paysages filant le long des routes, des villages traversés, de ces visions d'êtres et de choses, de bois et de germes qui se succèdent comme en un cinématographe éperdu dans l'emportement d'une machine emballée. Nos contemporains sont atteints de la fièvre du déplacement, de la « locomotite aiguë ». Cette affection va se généralisant et gagnant toutes les couches sociales. Il faut se déplacer, ce n'est plus une fantaisie, mais un besoin impérieux. Avec notre existence surchauffée, il est indispensable de s'arracher le plus souvent à l'écrasant labeur, de changer d'air et de milieu, d'aller oublier les soucis et les préoccupations au sein de la bienfaisante nature, de s'y retremper, d'y puiser des forces nouvelles pour la lutte. On ne voyage plus parce qu'il est de bon ton de voyager, parce que cela est de mode et de convention, mais parce qu'il faut voyager comme il faut boire, manger, dormir, parce que le voyage est une fonction vitale, une inéluctable nécessité.

Les automobiles ont apporté dans la vie humaine de nouvelles conditions et, comme l'a fort bien dit un de nos maîtres, il est intéressant de savoir pour la santé si elles sont une cause de trouble ou d'harmonie. Il n'est pas indifférent pour un médecin de conseiller ou d'empêcher l'usage de l'automobile à la suite d'une affection pulmonaire ou dans le cours d'une affection chronique par exemple. Jusqu'ici les documents manquaient pour éclaircir une telle question. En février 1902, M. le professeur agrégé Marion tenta de la résoudre. Il provoqua sur cette question, par l'intermédiaire de la *Revue du Touring-Club*, un référendum. Malheureusement les réponses qu'il reçut ne le satisfirent aucunement comme précision et esprit scientifique et il abandonna des recherches que l'expérimentation seule pouvait rendre fertiles en résultats thérapeutiques.

Il y a quelques mois, M. le Dr Mouisset, médecin des hôpitaux, nous proposa de reprendre cette question d'ordre médico-sportif. Dans son service venait d'entrer un jeune bacillaire exerçant la profession de chauffeur. Son observation contenait plusieurs points importants que nous relaterons et discuterons à leur heure.

Pour mener à bien la tâche que nous avions assumée, il nous a fallu rassembler de nombreuses observations; pour les avoir, nous nous sommes adressé aux sportmen qui ne cherchent dans l'automobile qu'un moyen de translation et un élément de distraction; aux médecins qui, pratiquant souvent ce sport plus par besoin professionnel que par plaisir, étaient à même de nous donner, soit leurs auto-observations, soit de précieuses indications; aux coureurs d'occasion qui, certains jours, subordonnent volontiers le plaisir du sport aux joies de la lutte et de la victoire; enfin, aux coureurs de profession uniquement préoccupés de gagner la course dans laquelle ils sont engagés.

Nous avons compulsé avec soin toutes les réponses que nous avons reçues, écartant systématiquement celles rappelant par trop la médecine des loges de concierge et celles aussi qui eussent été taxées de suspicion par nos juges, ayant été écrites par des adeptes trop fervents de l'automobilisme, trop portés à admettre que le véhicule du xxe siècle guérit plus de monde qu'il n'en écrase. Notre but n'a pas été de faire de l'automobilisme un traitement unique, nous nous sommes proposé seulement de montrer qu'il peut offrir à la thérapeutique et à l'hygiène de précieuses ressources, soit qu'il constitue la base du traitement employé, soit qu'il en favorise le résultat.

Nous n'avons rien voulu écrire avant d'avoir fait nous-même la critique de nos recherches, d'avoir discuté toutes les objections qu'elles comportaient et d'avoir accumulé assez de faits pour n'être pas illusionné par des coïncidences. Nous nous défendons de toute théorie, de toute idée doctrinale; dans ce modeste travail, nous n'avons eu d'autre prétention que celle de faire connaître des faits intéressants qui nous ont semblé de nature à encourager les médecins, à conseiller dans certains cas l'automobilisme à leurs malades.

Nous passerons en revue les diverses affections dans lesquelles l'emploi de l'automobile peut-être salutaire. La tuberculose et les névropathies devaient retenir particulièrement notre attention.

Avant de clore cette introduction, nous devons dire que certains malades, et en particulier les bacillaires, ne devront pas sortir en automobile par les temps pluvieux et humides. Si l'atmosphère est froide et sèche, ils devront se couvrir de manière à éviter tout refroidissement de la surface cutanée. L'ingéniosité des confectionneurs a inventé des costumes plus ou moins étranges et fantasques dans le détail desquels nous ne saurions entrer. Des vêtements en laine pour le corps, de chaudes couvertures pour les jambes, semble être la meilleure formule. En outre, l'automobile ne peut être considéré comme agent thérapeutique que vers l'allure de 3o à 4o kilomètres à l'heure. A une vitesse supérieure, l'attention continue, l'appréhension constante qui devient presque un devoir pour le chauffeur quelque peu soucieux de la vie de son prochain et de la sienne propre, cette appréhension qui finit par fatiguer et par énerver, neutraliserait le bon effet de l'air pur.

# LES TUBERCULEUX

Il n'est peut-être pas de maladie qni ait fait naître plus de médications que la tuberculose. Aujourd'hui, comme l'a dit Peter, après des travaux sans nombre, la médecine moderne, d'accord avec le bon sens, en arrive à conclure que la meilleure médication du tuberculeux est l'hygiène. Quand on connaît la résistance du bacille de la tuberculose à tous les agents médicamenteux, « on se prend, dit encore Grancher, à désespérer d'atteindre le bacille par quelque médication antiparasitaire que ce soit et on est tenté de revenir aux bons vésicatoires, à l'huile de foie de morue, à l'hygiène de l'air, du soleil, de l'alimentation vigoureuse ». Les médecins aujourd'hui ne calfeutrent plus leurs malades dans « des chambres chaudement capitonnées, où il est interdit à l'air d'entrer comme à l'espérance ». Quand l'enfant sort pour prendre l'air, sa figure n'est plus recouverte du voile épais cher à nos grand'mères. Ils savent aussi que « l'estomac est la place forte des bacillaires » et ils « ne jouent plus aussi volontiers toutes les gammes de l'antisepsie sur les touches délabrées de son système digestif. »

Le séjour à l'air et au repos, combiné avec une alimentation intensive est la méthode qui semble la plus rationnelle à employer. Or, l'Automobile semble remplir toutes les indications de cette méthode. Les effets de la vie au grand air sont multipliés sans fatigue et il n'est pas en outre besoin d'avoir recours à la force, au gavage de Debove, pour faire absorber une grande quantité d'aliments aux tuberculeux, qui ont fait une course en automobile. Ce n'est pas seulement l'appétit qui est stimulé, mais c'est l'assimilation qui est favorisée et, on sait que c'est là le point essentiel de la nutrition du tuberculeux.

Nous n'avons pas l'intention de prétendre que notre mode de traitement doive s'appliquer à tous les tuberculeux sans distinction. C'est, avant tout, un traitement purement hygiénique et, à ce titre, un auxiliaire précieux de l'hygiène admise par tous, qu'on applique aux bacillaires et qui permet souvent d'enrayer ou d'arrêter la maladie.

Or, le traitement par la suralimentation, le grand air, le repos, etc... ne donne de résultats que dans un nombre limité de cas, que lorsqu'il s'applique à des catégories bien définies de malades ; c'est à ces dernières seules que l'automobilisme pourra rendre les services que nous attendons de lui.

Nous écarterons tout d'abord les phtisiques ; il est indiscutable que ces malades cachectiques, à grandes oscillations de température, souvent menacés d'une hémoptysie foudroyante, non seulement ne retireront aucun bénéfice de sorties fréquentes en automobile, mais que ces dernières présenteront pour eux de nombreux dangers.

Dans le même ordre d'idées, les malades qui, sans

en être encore arrivés à ce degré de lésions, évoluent
nettement vers cette forme, ne pourrons rien attendre
de l'automobile.

Celui-ci ne sera un traitement utile qu'aux autres
malades. D'abord à ceux qui forment la grande classe
des candidats à la tuberculose. Ce sont ces individus
jeunes, à tempérament généralement lymphatique, au
teint blanc et mat, aux cheveux blond-roux ; ils ont des
antécédents héréditaires chargés au chapitre tuberculose. Souvent une lésion locale donne l'éveil, en même
temps qu'elle sert de point d'appel pour la maladie. A
un degré plus avancé, ces malades prennent tous les
hivers des bronchites fréquentes et tenaces ; ils sont,
comme on dit, « délicats de poitrine ». Ces tuberculeux présentent pour nous un intérêt immense. Pris à
cette période, on peut dire qu'ils sont presque certaine-
ment curables par l'application d'une hygiène rationnelle et rigoureuse. Au contraire, abandonnés à eux-
mêmes, ils deviendront insensiblement, quelquefois
très vite, des membres de la catégorie pour lesquels il
n'est plus de salut. Notre traitement peut s'appliquer
aussi aux malades diagnostiqués cliniquement atteints
de tuberculose pulmonaire au début. Les candidats à la
tuberculose n'étaient pas encore, à proprement parler,
des malades. Les tuberculeux, au début, ont déjà ressenti les premières atteintes du mal. Parmi eux, il faudrait encore établir des distinctions suivant la marche
de la maladie et la prédominance de tel ou tel symptôme. Mais ce serait compliquer indéfiniment la question ; d'ailleurs, à notre point de vue, il importe peu,
puisque l'attitude du médecin reste sensiblement la

même dans tous les cas. Ils présentent, en outre, des signes physiques, le cortège classique des symptômes fonctionnels que nous retrouvons aggravé à mesure que les lésions s'étendent. Ils ont de l'insomnie, de l'anorexie, une petite toux sèche, opiniâtre, survenant surtout la nuit, etc. La tuberculose, prise à ce moment, est encore curable, ou tout au moins facile à amener à l'évolution fibreuse presque indéfinie, que l'on peut considérer comme une forme de guérison.

Nous sommes ainsi amené à parler de la troisième catégorie de malades dont nous nous occupons, nous voulons dire des fibreux. Ils sont à peu près guéris fonctionnellement. Leur traitement relève au plus haut degré de soins hygiéniques qui leur permettront de mener très longtemps une vie d'une très réelle activité. Pour ceux-là, l'automobile sera un moyen très puissant et qu'on ne saurait trop recommander pour arriver au but cherché, et cela par les façons diverses dont il agit et que nous étudierons chacune en son temps au cours de ce travail.

L'automobile, en résumé, peut rendre service à certains bacillaires, mais pas à tous, ni dans tous les cas.

### Observation I

#### (Due à l'obligeance de M. le D<sup>r</sup> Mouisset.)

R... Jean, dix-neuf ans, chauffeur. Le malade entre à l'Hôtel-Dieu pour une bronchite. Fièvre typhoïde à Brest, en novembre 1901, soignée par les bains froids.

Venu à Lyon en avril 1903, il rentra à l'Hôtel-Dieu
dans le service de M. Garel, où il resta deux mois. En
sortant de l'Hôtel-Dieu, il s'est placé comme conduc-
teur d'automobile. Pendant trois mois, il a conduit un
automobile. Il sortait en moyenne quatre fois par semaine, deux à trois heures chaque fois, à une allure de
30 à 40 kilomètres à l'heure. Il a remarqué d'une façon
très nette qu'il ne toussait jamais au grand air, alors
qu'il toussait dans la journée ; qu'il était très bien sur
sa machine et que, d'autre part, il n'y avait pas aggra-
vation des symptômes dans la nuit qui suivait la course
en automobile.

## Observation II

### (Dr R..., auto-observation.)

« Avant mars 1898, rien. Admirable santé, grande
vigueur physique, capable de grands surmenages.

En avril 1898, grippe, pleurésie droite avec épanchement. L'épanchement se résorbe vite, mais la pleurésie reste sèche quelque temps. Il n'y a pas de doute
sur sa nature. En mai 1900, découverte des bacilles
dans les crachats d'une bronchite prise quelques mois
avant. Amaigrissement de 2 kilogrammes. Fièvre
légère. Diminution de l'appétit. En août 1901, je suis
obligé d'abandonner complètement ma clientèle. Cure
d'air et de repos dans le Midi jusqu'en mai 1902,
époque à laquelle je puis reprendre ma clientèle.
J'achète un auto 6 chevaux, sans glace, que je conduis
moi-même. Je sors en moyenne deux fois par jour,

couvrant chaque fois 60 à 70 kilomètres. Voici déjà un an que je me sers de ce nouveau mode de locomotion ; or, je dois à la vérité de dire que ma toux qui avait résisté à ma cure dans le Midi a disparu complètement, même en marche. En outre, mon appétit est revenu ; j'ai engraissé de 6 kilogrammes, en dépit des fatigues inhérentes à notre profession. Ma capacité respiratoire qui était en 1902 de 3000, oscille aujourd'hui entre 3500 et 3900. Je prends régulièrement ma température soir et matin ; les promenades en auto ne semblent pas l'augmenter. »

## Observation III

### (D<sup>r</sup> R…, auto-observation.)

« Le dernier dimanche d'octobre 1901, par une belle journée succédant à une série de pluies qui avaient abattu la poussière, je cédai aux instances de ma famille et je me laissai transporter dans l'auto d'un ami de Fontenay-sous-Bois jusqu'à Versailles et *vice versa*. Certes, la peur du procès-verbal étant le commencement de la sagesse, nous n'avons pas fait ce qu'on est convenu d'appeler de la vitesse. Néanmoins, contrairement à ma déplorable habitude, je n'ai pas toussé une seule fois de la journée à partir du départ ; mon appétit a été excellent, la fatigue à peine appréciable et, la nuit suivante, je pus dormir huit heures consécutives, alors qu'avant et depuis cette escapade, l'insomnie m'a toujours poursuivi sans relâche et s'est montrée rebelle à tous les soporifiques du Codex. »

### Observation IV

(Due à l'obligeance de M. le Dʳ Marion.)

« A la suite d'une pleurésie sèche grippale grave dont
je fus atteint il y a cinq ou six ans, il m'était resté un
état emphysémateux qui m'a paru s'améliorer beaucoup à la suite d'excursions fréquentes en automobile.
Je crois donc qu'il y a là autre chose qu'une coïncidence. Mais il y a lieu de remarquer que si cette thérapeutique m'a réussi, c'est que je prenais la précaution
de me couvrir assez chaudement pour ne pas souffrir
du froid pendant le bain d'air comprimé que procure
la vitesse de l'automobile. »

### Observation V

(G. de M...)

« J'ai contracté pendant la triste campagne de 1870,
pour avoir trop souvent couché dehors et même dans
la neige, une irritation des bronches et du larynx ;
depuis cette époque, je toussais sans cesse, l'hiver surtout ; or, je roule en motocycle depuis quatre ans, et
voici le deuxième hiver bientôt passé sans que j'aie
toussé une seule fois. Est-ce hasard ou coïncidence
avec autre chose, ou bien une cure merveilleuse après
trente ans de tousserie, due uniquement au motocycle?
Je le croirais assez.

## Observation VI

### (M. V.)

« Je suis affligée depuis de nombreuses années d'une bronchite chronique. En 1897, je suis allée chercher à Paris une voiture à capote 4 chevaux, faisant en moyenne du 3o à l'heure. A mon départ, je toussais beaucoup ; la première journée fut pluvieuse, les autres belles. Mon rhume disparut au point qu'une bonne provision de mouchoirs fut à peine entamée.

J'arrivai à Bordeaux dans un excellent état de santé. Depuis lors, j'ai toujours constaté que l'automobile exerçait sur moi une salutaire influence, et mon médecin n'en est nullement surpris. Je suis, puisque l'on a trouvé des bacilles dans mes crachats, une tuberculeuse plus ou moins guérie. Je vais à Nice en auto tous les ans. La toux qui m'inquiéta tant autrefois a complètement disparu ; mes promenades me donnent un appétit tel que j'ai engraissé de 5 kilogrammes. »

Ces observations renferment plusieurs considérations importantes que nous allons examiner et discuter successivement.

## Observation VII

### (Due à l'obligeance du D<sup>r</sup> Muller.)

J. T..., dentiste, avec tous les symptômes d'un commencement de bacillose: toux, expectoration, hémoptysie, sueurs nocturnes, amaigrissement, reçut le conseil de faire de l'automobilisme ; à la fin de la saison, tous ces symptômes étaient diminués ; il y a un an de cela et M. T... est actuellement en excellente santé et s'occupe activement de sa profession.

## La Toux.

Un premier point est à retenir : la diminution progressive de la toux, quelquefois même sa suppression. La toux est un acte réflexe, né d'excitations sensitives à siège varié. Par une volonté énergique, on peut s'opposer à cet acte réflexe, mais rarement longtemps quand l'excitation sensitive est persistante. « Certains tuberculeux, dit M. le D$^r$ Mouisset, toussent sans arrêt et sans motif ; leur toux stérile ne s'accompagne d'aucune expectoration et l'auscultation ne fait pas entendre de râles ; cette toux peut devenir quinteuse ou émétisante. Le système nerveux tout entier est responsable de cette toux désordonnée ; d'ailleurs, l'examen de la sensibilité révèle chez ces malades des stigmates de névropathie. Les Allemands ont insisté sur la nécessité de discipliner la toux et défendent aux malades de tousser. »

Chacun sait, par expérience, qu'une quinte de toux prête à se produire peut souvent être retenue ou au moins retardée. Il est certain que les conditions psychiques ont sur la toux une influence très réelle. « Lors de ma première visite à Falkestein, pendant le dîner où l'on m'avait donné la place d'honneur, près du maître, était assis non loin de nous un confrère tuber-

culeux. Il toussait, toussait et continuait à tousser.
M. Dettweiler me dit à voix basse : « Vous voyez ce
confrère qui tousse. Eh bien! je lui dirai après dîner
de ne plus tousser ou de prendre ses repas chez lui,
car il n'a pas besoin de tousser [1]. »

A côté de cette discipline consciente, qui reconnaît
comme cause une volonté dont le médecin a montré la
nécessité. « Quand vous avez une démangeaison en
public, vous ne vous grattez pas. La toux sans crachats,
c'est le grattage de la gorge qui démange ; ne vous
grattez pas la gorge en public ! » Il existe une discipline
inconsciente chez les chauffeurs ; grisés par la vitesse. la
beauté des paysages, ils suspendent involontairement
leur toux ; toutes ces observations sont sur ce point absolument concluantes et nous ne pouvons expliquer
cette curieuse disparition que par le facteur distraction.
Car, le froid produit par la grande vitesse ne saurait
agir comme anesthésique; il ne peut que réveiller la toux
endormie par l'ivresse de la vitesse. Mais cette disparition de la toux est-elle durable? n'y « a-t-il pas
qu'une suspension momentanée? La cause disparais-
sant, l'effet, semble-t-il, devrait disparaître avec elle.

Il n'en est cependant rien. Les chauffeurs bacillaires
voient souvent leur toux disparaître complètement;
« non seulement, je n'ai jamais toussé, nous écrit le
Dr V..., pendant mes voyages en automobile, mais je
n'ai jamais toussé après. Depuis de longs mois, des
quintes sèches qui facilitaient un diagnostic malheureusement trop évident, désespéraient ma femme ;

---

[1] Dr Knopf, (lettre).

aujourd'hui, elle remarque, tant le cas est rare, quand je tousse, alors qu'autrefois elle remarquait quand je ne toussais pas. »

Nous n'avons pas utilisé toutes les observations qui nous ont été adressées relatives à la suppression de la toux par l'automobilisme. Dans certains cas, il s'agissait de grands fumeurs dont la toux était en partie le résultat du tabagisme ; nous enregistrons, néanmoins, les améliorations signalées, car le malade, en conduisant sa machine, trouve un moyen agréable de supprimer une habitude nuisible.

## L'anorexie.

« C'est la destinée particulière des tuberculeux, dit Dettweiler, de voir, pendant que les tissus disparaissent par le fait de la dénutrition, pendant que les tissus meurent de faim, la véritable faim diminuer de plus en plus. » Les bacillaires sont en général de très petits mangeurs. Souvent même, ils cessent de manger ; or, l'anorexie chez les tuberculeux est le symptôme le plus alarmant. Un bacillaire qui absorbe sans inconvénients beaucoup d'aliments vit et peut guérir. Il faut, même au prix de l'abandon de toute médication, obtenir cette absorption. Nous savons quelle ingéniosité, quelle patience il faut mettre en jeu pour arriver souvent à de médiocres résultats.

Or, dans dix-sept observations, nous trouvons cette phrase sous différentes formes « Après chaque promenade en automobile, j'ai mangé avec appétit. »

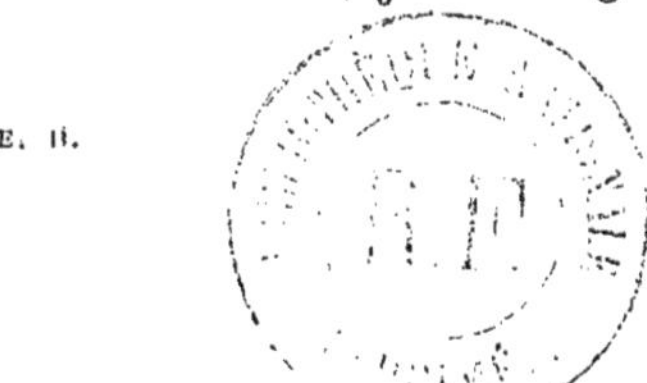

## Observation VIII

### (Due à l'obligeance du D<sup>r</sup> Leroy.)

J. F..., vingt-trois ans, étudiant en droit. Bacillaire.
En juin 1901, ne prenait par jour qu'un verre d'eau
rougie, un œuf, quelquefois un peu de viande. Les lésions pulmonaires étaient peu étendues, mais l'amaigrissement et la faiblesse étaient extrêmes. J'ordonnai
sans succès plusieurs médicaments pour lutter contre
l'anorexie. J'épuisai bientôt toutes les ressources de la
thérapeutique. Un jour, sa mère vint me demander
s'il était sage de permettre à son fils d'aller se promener
en automobile. J'avais déjà permis les promenades en
voiture, la bicyclette même Je permis l'automobile.
L'appétit revint progressivement ; il toussa beaucoup
moins et depuis un an, il a engraissé de plusieurs kilogrammes.

Tout le monde sait que la vie au grand air, non seulement favorise l'appétit, mais encore facilite l'assimilation. Lorsqu'on s'occupe de l'alimentation d'un
bacillaire, on ne doit pas oublier que l'oxygène de l'air
est le grand agent de la nutrition humaine. Pour bien
digérer, pour bien assimiler, le bacillaire doit vivre au
grand air. L'automobilisme lui permet de réaliser une
oxygénation intense.

Les voyages en chemin de fer augmentent aussi
l'appétit ; les voyageurs se précipitent dans les buffets.
On a, avec raison, expliqué ce fait par la trépidation
des voitures. Demain, les automobiles, paraît-il, ne

trépideront plus ; à l'heure actuelle, ils trépident encore. Enfin, l'impression de froid que procure la grande vitesse joue également un rôle important. Pour lutter contre le refroidissement, l'organisme est obligé de réagir violemment et son moyen de défense, le meilleur, c'est la faim, l'alimentation qui va fournir à la machine le combustible nécessaire à l'entretien de la chaleur.

Notons enfin que l'automobilisme peut constituer une ressource excellente contre la constipation.

## La Fièvre.

Quand un tuberculeux n'a pas de fièvre, il peut fort bien marcher un peu ; mais s'il a de la température le soir, il devra faire la cure au repos, sur sa chaise longue, depuis le déjeuner jusqu'au coucher du soleil. Un grand nombre de bacillaires, à la suite d'une promenade, d'un exercice violent, voient leur température monter de quelques dixièmes, pour tomber au degré normal un quart d'heure après qu'ils se sont étendus. L'automobile produit les mêmes effets que ces promenades, ces exercices ; il augmente la fièvre chez les tuberculeux fébricitants.

OBSERVATION IX

(D<sup>r</sup> Marchand)

M. M. trente-huit ans. Bacillose en évolution ; bacilles dans les crachats. A eu des hémoptysies. Il y a un mois, poussée congestive qui a cédé au repos et à une révulsion énergique. Malgré ma défense, a fait de l'automobile; après chaque sortie, sa température est montée d'un degré, quelquefois même davantage.

Mais chez les tuberculeux non fébricitants, l'automobile semble rester sans effet.

## Observation X

### (Due à l'obligeance du D<sup>r</sup> Marc.)

M. L. est un jeune homme qui a eu autrefois des signes de tuberculose. Aujourd'hui son état est très satisfaisant. Fait de l'automobile presque chaque jour. La température, le soir des promenades, reste sensiblement la même que celle des jours où il n'est pas sorti ; à peine note-t-on une élévation de deux dixièmes de degrés.

Comme nous l'avons dit dans les pages précédentes, l'automobile ne saurait convenir à tous les bacillaires et en particulier aux fébricitants.

**L'Insomnie.**

L'insomnie est rare chez les tuberculeux qui sont soumis à l'aérothérapie. La toux les arrache au sommeil; la fièvre entretient l'état de veille; en outre, la neurasthénie est souvent sœur de la tuberculose. Certains bacillaires s'endorment souvent fort tard ; ils se retournent en tous sens, appelant de tous leurs vœux le sommeil qui les fuit Ce n'est que vers 2 ou 3 heures du matin qu'ils peuvent trouver le repos.

L'Automobilisme influence favorablement le sommeil, par son action sédative sur le système nerveux, par la trépidation que le moteur occasionne, et enfin par l'oxygénation puissante qu'il réalise.

« Après cette promenade écrit le D<sup>r</sup> Roussel, j'ai pu dormir huit heures consécutives, alors qu'avant cette promenade, l'insomnie m'a toujours poursuivi sans relâche et s'est montrée rebelle à tous les soporifiques du codex. »

## OBSERVATION XI

### (Due à l'obligeance du D<sup>r</sup> Boisset.)

« Je n'ai eu l'occasion, dans ma carrière, qu'une seule fois de considérer l'automobile comme moyen thérapeutique. J'avais à donner mes soins à une jeune malade bacillaire et neurasthénique, âgée de vingt ans. La nuit son sommeil était agité, pénible et souvent elle ne reposait que pendant quelques heures. Il ne se passait pas de semaine sans que l'on vienne me demander une « potion calmante ». L'automobile, après une lutte facile, l'emporta sur le chloral et tous les soporifiques. L'insomnie disparut. »

En somme, si l'on fait de la médication symptomatique, l'automobile sera une précieuse ressource contre la toux, l'anorexie et l'insomnie.

Mais il est une objection qui nous sera faite. Si l'automobile présente dans certains cas de sérieux avantages, n'offre-t-il pas aussi pour les bacillaires de réels inconvénients. ?

## La poussière.

Le plus grand ennemi du tuberculeux en automobile est, comme partout ailleurs du reste, la poussière. La majeure partie des poussières inhalées ne parvient pas au poumon. Le rôle d'arrêt des voies respiratoires supérieures est suffisamment efficace dans les conditions normales de l'existence. Il est néanmoins quelques grains qui franchissent les barrières naturelles et qui pénétrent dans le poumon. Et nous devons admettre, en dépit de certaines théories basées sur la rareté de la tuberculose chez les mineurs, théories bien faites cependant pour nous séduire, que l'inhalation des poussières favorise, par suite de l'irritation locale à laquelle elles donnent lieu, le développement de toutes les infections et en particulier de la tuberculose.

« Le tuberculeux, a dit M. le D<sup>r</sup> Mouisset, a besoin d'air, mais d'un air aussi pur que possible, Il doit habiter la campagne pour se soustraire aux infections associées qui menacent ses voies respiratoires. »

Ce n'est donc pas sur la côte d'Azur, le long de la mer, où l'on ne voit que tramvays électriques, automobiles, voitures et bicyclettes, se suivant à la file indienne ou se croisant en soulevant un tourbillon ininterrompu de poussière blanchâtre, qui fait apparaître, aux yeux des touristes poudrés à frimas, les plantations des plus superbes villas, comme une grandiose exibition d'ornements en zinc que nous conseillerons aux tuberculeux d'aller chercher le salut sur leurs automobiles. Ils ne doivent pas oublier qu'ils sont des

malades et qu'ils doivent faire souvent de larges sa-
crifices.

Il y a là un danger que la plupart de nos correspon-
dants nous ont signalé. Mais il est facile d'y remédier.
Le chauffeur souffre peu de la poussière qu'il soulève
lui-même, mais beaucoup de celle produite sur les
voitures qui le précèdent ou le croisent. Les automobi-
listes tuberculeux devront donc fuir les routes poudreuses et diriger au contraire leurs promenades vers
la campagne où ils trouveront l'air pur et vivificateur,
en attendant le jour encore lointain où, par des moyens
reconnus à l'heure actuelle encore impraticables, le
pétrolage par exemple, on aura mis la poussière dans
l'impossibilité de nuire comme un malfaiteur de grand
chemin. La constitution géologique de certaines con-
trées pourra même guider les touristes soucieux de
refaire une santé compromise.

Les routes poudreuses de la Provence où fleuris-
sent les orangers, où les roses s'épanouissent en jan-
vier, ne devront pas être préférées par leur sensibilité
maladive à celles creusées dans le granit de certains
coins inconnus de la France.

C'est là, que sur leurs machines, ils laisseront ron-
fler leur moteur et voltiger leurs pensées, pendant
que leur poitrine se dilatera à un degré inaccoutumé,
pendant que l'air pur et frais ira dans des endroits où
il paraissait n'avoir jamais pénétré.

Ils prendront une véritable douche d'air qui amè-
nera une action réflexe sur l'état général et en même
temps exercera le poumon à se dilater et à se forti-
fier, absolument comme on fortifie les muscles du

bras qu'on fait mouvoir après avoir mis une haltère sur le poignet. « J'ai, écrit le D$^r$ Delarue, fait bien des promenades en automobile et parfois de très longues. J'y ai ressenti ce bien-être, cet épanouissement de l'organisme que provoque l'enveloppement de tout l'être par l'air déversé en abondance grâce à la rapidité du véhicule. J'y ai ressenti aussi cette ampleur de la respiration, cette ventilation du poumon. »

« Les indications de l'automobile », dit enfin le D$^r$ Pascault, « dans les affections pulmonaires doivent être subordonnées à la façon dont on envisage leur pathologie. Or, en y réfléchissant bien, ne pensez-vous pas que les neuf dixièmes de ces affections reposent sur un fond d'oxydation ralentie ou d'auto-intoxication qui les crée ou les entretient ? Voyez sur quel terrain évoluent lentement les congestions actives et brutales, les vieux catarrhes interminables. Dans tous ces cas, la locomotion nouvelle m'apparaît d'une incontestable utilité. Quant aux tuberculeux ils brûlent trop, il est vrai (Alb. Robin, vient *seulement* de le découvrir !), *mais* ils brûlent mal, et l'auto peut encore leur rendre service, tout au moins chez les torpides.

« Enfin, le gavage d'air a encore un effet *mécanique* que l'on peut mettre à profit dans les adhérences, l'emphysème, etc. »

# LES NÉVROPATHES

« On a observé de tout temps, dit Michel Lévy, que les affections mentales disparaissent souvent sous l'heureuse influence des voyages; mais n'oublions pas de tenir compte des diverses circonstances où se trouve le malade : changement d'air, d'habitudes, aspect d'une nature nouvelle, éloignement des causes qui ont déterminé l'affection, tout ne concourt-il pas puissamment à des cures souvent inespérées? »

Tous les sports, en donnant un but à la volonté, en imprimant à l'esprit une direction déterminée, ont été conseillés par les médecins dans le traitement de certaines affections nerveuses. L'automobilisme était appelé, par l'action puissante de dérivation qu'il procure, à prendre parmi eux une des premières places. En outre, nous avons vu, dans le chapitre précédent, qu'il améliorait les fonctions digestives, diminuait l'insomnie. Nous savons combien ces symptômes sont fréquents chez les névropathes.

Les neurasthéniques devaient particulièrement retenir notre attention.

Les auteurs qui ont le plus et le mieux étudié la

neurasthénie et les neurasthéniques sont d'accord pour donner, dans le traitement, la seconde place aux agents médicamenteux ; c'est surtout à l'hygiène et aux moyens physiques (exercices, hydrothérapie, électricité), qu'ils ont demandé le soulagement et la guérison de leurs malades.

L'hygiène peut, en effet, beaucoup pour les neurasthéniques. Elle doit consister tout d'abord dans la suppression des causes occasionnelles de l'épuisement nerveux. La vie sociale accumule les causes du surmenage nerveux. Les compétitions sont très vives ; la concurrence très âpre dans toutes les carrières libérales, commerciales, industrielles. Après avoir beaucoup travaillé pour parvenir à une situation élevée, on se trouve en présence d'une tâche fatigante et d'une lourde responsabilité. Sous prétexte de se reposer, de se distraire, on s'impose de nouvelles fatigues. Dans certains milieux, on vit plus la nuit que le jour. « A Saint-Pétersbourg, dit M. Melchior de Voguë, les nuits se passent à courir en traîneaux avec une vitesse vertigineuse, en soupers, en parties fines dans les cabarets à la mode. On fait venir des tziganes et l'on se grise de leur musique et de leur chant passionné ». Or, la neurasthénie serait d'une fréquence extrême dans les hautes classes russes.

Donc, suppression du surmenage, des veilles, des excès de tout ordre. En outre, il faut chercher à établir la variété dans les occupations. Aux uns, il faut recommander l'exercice ; aux autres, le repos.

Les exercices, les sports, conviennent surtout dans la cérébrasthénie, lorsqu'il y a impuissance au travail,

insomnie, céphalée ; ils conviennent surtout dans les
formes légères et surtout lorsque la neurasthénie a été
produite par un surmenage passager. Il en est ainsi
chez ceux qui préparent des examens.

## OBSERVATION XII

J.M., vingt-trois ans, institutrice. Hérédité peu nette ;
le père est désigné vaguement comme un nerveux. Neurasthénie développée par le surmenage scolaire, la fièvre des examens, le besoin d'arriver institutrice. Diri-
geait en 1901 une école ; mais bientôt sa santé ne lui
permit plus d'exercer ; elle gémissait continuellement,
se plaignait surtout de ses digestions qui étaient péni-
bles, irrégulières et suivies tantôt de diarrhée, tantôt
de constipation. Estomac dilaté et clapotant. Sommeil
mauvais. Nuits agitées. Céphalée intense. Elle revint
dans sa famille à M... Bientôt elle entrait au service de
M. R..., comme préceptrice. Chaque jour, pendant
trois ou quatre heures, M. R... l'emmenait avec sa famille en automobile ; elle se montra ravie de la volupté
de la course rapide que lui procuraient ces agréa-
bles promenades. Bientôt, la céphalée, l'insomnie,
les troubles digestifs disparurent, alors qu'autrefois
toute médication avait été vainement employée.
Trois mois après, on lui confiait à nouveau la direction d'une école. La guérison semble être définitive,
car je sais que depuis un an Mlle M... a une santé
parfaite.

Le D$^r$ Blackland, atteint d'épuisement nerveux et d'insomnie analyse ainsi l'action de l'automobile dans son propre cas. « L'automobilisme nous offre la forme d'exercice la meilleure qui ait été inventée; supérieur à la gymnastique et aux autres sports en ce qu'il vous permet d'aller sans fatigue vivre au grand air et au soleil... Les poumons font de profondes inspirations d'air pur; le cœur bat plus pleinement, plus vite et plus librement; le cerveau lassé est soulagé du fardeau de la congestion sanguine et l'heureux chauffeur rentre de sa promenade frais et dispos, avec une digestion et un appétit de bûcheron, tout prêt pour un doux et bienfaisant repos. Je parle en connaissance de cause, car je suis sorti, grâce à mon auto, des ténèbres de l'épuisement cérébral et de l'insomnie, pour rentrer dans une vie nouvelle de santé ».

Le D$^r$ Lemaine nous écrit: « D'une manière générale, ce sport est utile aux névropathes. » Le D$^r$ Masson a bien voulu aussi nous communiquer le cas suivant : « Je connais, dit-il, un officier retraité, âgé d'environ cinquante ans, qui était presque toujours déprimé et malade avant de s'occuper d'automobilisme. Bientôt tous ces symptômes le quittèrent et il se dit rajeuni de dix ans. » Le D$^r$ Blanchard cite encore un fait des plus curieux: « Un de mes amis dont la santé était devenue mauvaise à la suite d'un accident de voiture, souffrait de céphalalgies et d'une irritabilité nerveuse spéciale, ne pouvant aller ni en voiture, ni en wagon, et faisant souvent de longs parcours à pied, pour éviter ces moyens de transports détestés. Un jour, il vit l'automobile d'un de nos amis communs et s'aventura à y monter. L'exercice lui fit plaisir, la tentative fut heureuse, il étudia le mécanisme de la machine, y monta de temps en temps et s'aperçut bientôt qu'il faisait de longues promenades sans malaise, quoique son bon sens lui fît comprendre qu'il devait ainsi être plus secoué qu'en chemin de fer. La confiance établie, il acheta un auto qu'il conduisit lui-même ; son état nerveux était guéri et comme il le fit remarquer lui-même, il était tellement préoccupé de chercher à éviter les obstacles de la route qu'il oubliait entièrement qu'il devait avoir mal à la tête, et il est arrivé a surmonter un mal qui menaça sérieusement, à un moment donné, de compromettre son bonheur. »

Voici encore l'observation d'une demoiselle américaine, citée par le D<sup>r</sup> Lorne : « J'ai commencé à être « chauffeuse » il y a trois ans, j'étais alors élève d'une école de hautes études ; très ambitieuse, je travaillais sans compter avec mes forces. Aussi, bientôt, je fus obligée de suspendre mes études et de m'aliter. Plusieurs médecins appelés en consultation déclarèrent que j'étais neurasthénique. La nuit, je ne pouvais reposer ; je ne prenais en outre aucun aliment. Un jour, mon médecin me conseilla de faire de l'exercice. J'essayai d'abord la marche, mais elle me fatigua tellement que je fus obligée de me mettre au lit en rentrant. Je fis ensuite de l'automobile, d'heureux résultats ne se firent point attendre ; mes forces revinrent ; mes nuits ne furent plus agitées. Ma guérison s'est faite lentement, progressivement. Mes promenades au début furent très courtes, une heure d'automobile par jour, à un train de sénateur ; puis, j'augmentai la longueur et la vitesse jusqu'à ce que je pusse faire 100 kilomètres et même davantage dans une matinée. »

Les neurasthéniques sont souvent aussi des mélancoliques. S'ils ont des raisons de s'inquiéter, ils s'inquiétent outre mesure. Ils voient trop en noir des choses qui existent réellement ; ils les interprètent dans un sens pessimiste. A cette catégorie de névropathes, l'automobilisme semble merveilleusement convenir. Il occupe agréablement l'esprit et à ce titre, il agit comme un puissant agent de dérivation. Il empêche les idées délirantes de se former en donnant un but à la volonté. « On peut obtenir, dit le Dr Albert, d'heureux résultats en conseillant aux mélancoliques de faire de l'automobilisme et de conduire eux-mêmes leur voiture. Beaucoup d'Anglais évitent le spleen en prenant la place de leurs conducteurs ; une célèbre lady ne rend, paraît-il, supportable que par ce sport sa noire mélancolie. » «Il fallait l'automobile, dit encore M. Hanotaux, pour distraire, empoigner, apaiser notre génération. »

### Les Morphinomanes.

En traitant de l'étiologie de la morphinomanie, beaucoup de médecins ont insisté sur l'influence du chagrin et de l'ennui sous toutes ses formes sur la genèse de cette passion. C'est que la morphine est une grande consolatrice. Nombre de gens dans les classes supérieures de la société, de femmes surtout, demandent à la morphine l'oubli d'une existence manquée, d'un espoir trompé, d'un amour déçu, d'une de ces pertes

irréparables qui laissant l'homme seul, sans appui,
lui font toucher du doigt la nécessité d'une affection
et le néant de tout le reste..

Pour ces individus, et ce sont souvent les plus intel-
ligents, sur qui l'ennui à tant de prise, le traitement
de la morphinomanie est celui de cet état d'âme lui-
même. Il en est qui ont sacrifié ou sacrifient encore à
la morphine, qui perdraient cette habitude qu'ils sont
les premiers à maudire s'ils pouvaient être subitement
transportés dans un milieu plus conforme à leurs aspi-
rations et si quelque changement imprévu d'occupa-
tion, de distraction venait donner à leur curiosité un
aliment, à leur vie un intérêt, à leur activité un but
qui leur manque. L'automobilisme, en exigeant une
grande dépense d'attention dans la conduite, de sollici-
tude pour l'entretien, en favorisant favorablement le
sommeil, en procurant aux chauffeurs une certaine
gaieté, une certaine griserie vite dégénérée en véritable
passion, était appelé à jouer son rôle dans le traitement
de la morphinomanie.

### Oservation XIII

#### (Due à l'obligeance du D<sup>r</sup> S.)

L.M., ingénieur des ponts et chaussées, trente-six ans,
célibataire, morphinomanie d'origine thérapeutique :
coliques néphrétiques. Premières piqûres en juin 1901.
Doses progressivement croissantes. Homme énergique,
vigoureux, exempt de toute affection cardio-pulmo-

naire. Le 20 octobre, L. M., sur le point de se marier, vient me trouver pour la première fois, m'avoue sa passion et me dit son intention de vouloir à tout prix guérir « désirant, disait-il, faire ses adieux à la vie de morphinomane comme à celle de garçon. » Premier échec avec la méthode de Levinstein — mon malade se fit des piqûres à mon insu — Je proposai alors à mon malade la « démorphinisation lente jointe à l'automobilisme. » Cette fois, le succès fut complet, en trois semaines, mon malade supporta fort bien le traitement, ses forces revinrent, son insomnie disparut ; son poids augmenta de 3 kilogrammes. Aujourd'hui, mon malade a une santé magnifique ; il est marié et père d'un bel enfant.

Cette observation montre aux malheureux morphinomanes que leur poison n'a pas le monopole de l'euphorie et qu'ils peuvent trouver ailleurs que dans une intoxication lente, des plaisirs purs, plus durables et moins chèrement payés. Dans une lettre adressée à M. Jennings, un médecin appréciait comme il suit les bienfaits du tourisme vélocipédique. « Le cyclisme est un exercice de premier ordre...., c'est une forme d'activité mixte : physique par le travail musculaire qu'il exige, intellectuel par les spectacles qu'il procure, moral par les émotions esthétiques qu'il suggère... Je ne saurais terminer ma lettre, ajoutait-il, sans dire un mot de la morphinomanie,.. Les morphinomanes par occasion qui connaissent leur faiblesse et veulent en guérir, vous réservent de grands succès, si vous savez réveiller leur volonté expirante et leur imposer un remède dont le goût ne tardera pas à devenir une passion. »

L'automobilisme était indiqué comme un des agents les plus puissants de la médication psychologique. Une bonne promenade en automobile vaut bien une seringue de morphine. « Je n'ai connu aucune douleur morale, a dit Montaigne, qui n'ait cédé à une heure de lecture .» L'automobilisme est sans conteste un moyen precieux de diversion et ce sport devrait, à ce titre et à d'autres, couronner la cure de beaucoup de névropathes.

# AVANTAGES DE L'AUTOMOBILISME
# DANS DIVERS ÉTATS PATHOLOGIQUES

La tuberculose et les névropathies ne sont pas les seules affections dans lesquelles l'automobilisme peut rendre des services.

La vie sédentaire est une des principales causes de la goutte ; on peut souvent remédier à cet état pathologique par un régime et un exercice convenables. « J'ai constaté, dit le D<sup>r</sup> Delétang, chez deux de mes clients, âgés, surtout une dame ayant dépassé la soixantaine, la disparition de crises de goutte par la pratique journalière de l'automobile. » — Un autre médecin écrit : « Rhumatisant, ou pour mieux dire uricémique, sujet à des crises assez rares, mais caractéristiques d'un trouble de la nutrition, de plus, médecin occupé, je tournais avec désespoir dans le cercle vicieux suivant : Excès de voiture ; le lendemain, crise douloureuse ou tout au moins avertissement. Conséquences : douleur, impossibilité de marcher et accumulation de produits d'une combustion insuffisante.

« Je me mettais au régime, je ne mangeais que proportionnellement, à mon travail, je buvais de l'eau ! mais, telle une fronde, je continuais à décrire mon cercle ; je tentai les grands moyens, j'allai à Dax ! où, entre parenthèse, j'eus le plaisir de rencontrer un de nos plus aimables administrateurs ; j'en revins amélioré, mais pas beaucoup plus.

« Une inspiration heureuse me vint : j'achetai une automobile. J'y gagnai d'aller plus vite, de pouvoir marcher davantage puisque je faisais plus rapidement qu'auparavant les visites du matin, éloignées de ma ville, gardant pour l'après-midi les visites... de digestion ; premier résultat : je cessai d'engraisser. En outre, sous l'influence de la course rapide et brutale de la voiture, je constatai une activité de circulation sanguine énorme se traduisant par une chaleur intense de la face, des extrémités, et, le lendemain matin, par des décharges uriques, comparables seulement à celles qui suivent les grandes marches ou les grands efforts musculaires.

« Est-ce une coïncidence ? Est-ce Dax ? Je l'ignore, mais ce que je puis affirmer, c'est que je ne souffre presque plus. Bien entendu, ma voiture est découverte, et, par les froids les plus intenses, je ne relève jamais la capote de mon véhicule.

« Il y aurait intérêt à faire une étude complète sur les échanges nutritifs avant et après une grande course en voiture automobile.

L'automobilisme, en activant puissamment la respiration et la circulation, trouvera une place méritée dans la thérapeutique, chaque fois qu'il s'agira de maladies où la nutrition ralentie a besoin d'un vigoureux coup de fouet : dans le diabète, dans la goutte, dans certaines formes de rhumatisme, par exemple.

L'automobilisme pourra rendre aussi des services dans le traitement, non de certaines maladies graves chroniques du foie, mais des maladies curables de cet organe dans lesquelles le foie, par sa perturbation fonctionnelle, peut déterminer des troubles physiologiques ou chimiques.

« Voyant échouer les premiers moyens, écrit M. V..., mon médecin me prescrivit de faire du cheval. Mon foie, loin de céder, fit des siennes de plus belle et ma bonne humeur descendit à zéro. Peu après, entendant parler de la nouvelle merveille, l'automobile, je me laissai persuader et l'essayai. En quelques mois, mon foie rebelle se rendit à discrétion. C'est étonnant combien la philanthropie augmente à mesure que la digestion s'améliore. On se moque de tracas qui paraissaient auparavant vous accabler ; on devient patient, tolérant et aimable ; on s'est émancipé sûrement de régimes détestés ; on peut vivre comme les autres. Je laisse à d'autres le soin de vanter l'automobile comme moyen de locomotion... Mes recommandations sont basées seulement sur des données médicales ; je maintiens que c'est infiniment plus aisé qu'un régime sévère et incomparablement plus reconstituant que tous les toniques, potions et pilules. »

M. le professeur-agrégé Marion écrit dans la *Revue du Touring-Club :* « Un de mes amis. M. le vicomte de M..., sujet à des crises d'asthme, a, en dehors de ces crises, à certaines périodes, de l'oppression continue

assez violente ; or, cette oppression, plutôt que d'augmenter, comme on pourrait s'y attendre, pendant une
promenade en automobile, se calme immédiatement et
cesse pour un certain temps.

« Moi-même ai remarqué, mon attention ayant été
attirée sur ce sujet par l'observation précédente, que
des quintes de toux que provoquaient chez moi de
fortes inspirations (restes d'une pleurésie sèche) ces-
saient dans le bain d'air qu'occasionne la vitesse de
l'automobile.

« Enfin deux autres personnes qui avaient été atteintes de congestion pulmonaire et auxquelles je citais les
faits précédents m'ont affirmé s'être trouvées très amé-
liorées d'une oppression persistant après leur guérison,
par la reprise de l'automobile. »

L'automobile, par la trépidation qu'il occasionne, a
aussi été recommandé par un professeur-agrégé de la
Faculté de médecine de Montpellier, dans le traitement
de certaines affections nerveuses, et en particulier dans
celui de la maladie de Parkinson. « Le fauteuil de Jégu
fut expérimenté à la Salpêtrière ; il procura à quelques
malades un bien-être passager, une amélioration du
sommeil, une diminution de la rigidité ; mais il fut dé-
montré, d'autre part, que ces résultats étaient incon-
stants et bien peu durables. Le procédé est d'ailleurs
d'une réalisation difficile et peu susceptible de généra-
lisation ; les automobiles modernes, de pratique plus
courante, remplaceraient avantageusement le fauteuil
de Jégu. »

Enfin, dans un grand nombre d'affections nerveuses,
l'automobilisme pourra réaliser des améliorations. On

sait que les affections du système nerveux, en dehors
des symptômes tributaires de la lésion organique, présentent souvent et à certains moments une symptoma-
tologie qui dépend d'un état névropathique surajouté à
la maladie initiale.

Or, nous l'avons déjà dit, l'automobilisme modifie
heureusement l'état névropathique. Ce dernier point
mérite de généraliser l'automobilisme. On sait combien
l'hygiène représentée par le grand air et l'exercice est
utile ; or, beaucoup de personnes ne peuvent pas se
décider à marcher ; d'autres sont dans l'impossibilité
de se livrer à ces exercices qui seraient si salutaires.
Ce sont des obèses ou des variqueux. Pour tous ces
malades, l'automobilisme est un moyen de réaliser
l'exercice dont ils ont besoin, soit en ajoutant l'agréable à l'utile, soit en supprimant les inconvénients et la
fatigue.

*Du rôle de l'automobile dans le transport des
malades.*

Pour les affections douloureuses de la vessie, il est
incontestable que l'automobile rendra de grands services en permettant certains trajets qui sont intolérables
avec les cahots habituels de la voiture. Cela nous oblige
à dire un mot du rôle de l'automobile dans le transport
des malades. Pour les affections gynécologiques et, en
général, pour les affections douloureuses de l'abdomen,
lorsqu'il n'y a pas obligation de laisser le malade sur
place, on peut le faire voyager plus vite, plus confor-
tablement en automobile, grâce au bénéfice de la vi-

tesse plus grande et d'une suspension meilleure. Nous ignorons si, à l'heure actuelle, ce mode de transport est employé. Les ambulances urbaines, les ambulances militaires, enfin certains hôpitaux où fonctionnent des cliniques gynécologiques et obstétricales, sont appelés à en tirer de sérieux avantages,

# CONTRE-INDICATIONS DE L'AUTOMOBILISME

Nous avons dit, au chapitre de la tuberculose, que tous les bacillaires ne devaient pas être traités par l'automobilisme. Si quelques-uns doivent en bénéficier, il en est d'autres auxquels ce sport serait très préjudiciable.

Il est d'autres affections chroniques qui doivent faire interdire l'automobilisme, même au titre sportif.

D'abord, les affections cardiaques, quelles qu'elles soient. L'automobilisme, pour être un sport relativement peu fatigant, si l'on considère le résultat obtenu en vitesse et en déplacement d'air, n'en exige pas moins une tension d'esprit constante, parfois des mouvements de bras qui doivent être exécutés, soit avec une certaine force, soit avec brusquerie. On comprend la fatigue qui peut en résulter pour le cœur ; d'autre part, la respiration plus active entraîne une accélération de la circulation qui peut aboutir au surmenage du cœur. Si celui-ci est déjà faible, soit par une lésion cardiaque, soit par le retentissement d'une autre lésion viscérale (rein ou foie), il peut en résulter des accidents divers. Le cœur se laisse forcer ; une crise d'asystolie est possible.

## Observation XIV

(Due à l'obligeance du D$^r$ Lamard.)

« Au mois de mai 1900, revenant de voir un malade aux environs de Romilly-sur-Seine, j'apprends qu'on est venu me chercher pour un voyageur qui vient d'arriver en automobile et qui a été pris de syncope. Je vais à l'hôtel où il a été transporté et le trouve commençant seulement à pouvoir parler. Il a été plus d'une heure sans connaissance. Il respire encore difficilement et se plaint de palpitations. Les accidents étant assez calmés pour ne pas présenter de danger immédiat, je l'interroge sur ses antécédents. Il n'a jamais été malade, il n'a jamais eu notamment de rhumatisme ni d'œdème des jambes. Depuis quelque temps cependant il a une légère dyspnée d'effort.

Examen : Tachycardie; pas d'hypertrophie du cœur, Battements cardiaques sous le mamelon.

Auscultation : Souffle diastolique à droite du sternum, dans le deuxième espace, se propageant en bas. Pouls rapide avec dépression brusque. Rien dans les urines. Le malade, après quelques jours de repos, voit, sur mon conseil, le professeur Huchard qui confirme le diagnostic de : Insuffisance aortique. Il n'a plus depuis osé remonter sur son automobile.

Ce n'était pas la fatigue qui avait produit ces accidents, puisque le malade ne venait que de Troyes; ce n'était pas non plus une syncope simplement nerveuse comme M Huchard en a signalé des cas. J'attribuai cet état à de l'asystolie aiguë due à l'émotion causée par une vitesse exagérée, émotion forte étant capable de produire des symptômes d'asystolie aiguë (observation de Merklen). »

Chez quelques malades qui présentent déjà de l'hypertension artérielle, l'automobilisme peut avoir des inconvénients ; il faudra être prudent si on autorise ce sport et surveiller ses effets.

Comme les cardiaques, les rénaux devront s'abstenir de ce mode de locomotion. Chez les prostatiques, nous n'avons pas eu l'occasion de recueillir de nombreux documents. Voici la seule observation qui nous ait été communiquée.

« M. S..., cinquante ans. — N'a jamais eu d'affection des voies génito-urinaires, a remarqué que chaque fois qu'il sortait en automobile, il avait de fréquentes envies d'uriner qui l'obligeaient de descendre de voiture ; mais il ne pouvait les satisfaire. » Il est possible que cette dysurie résulte d'une congestion passagère de la prostate ; ce phénomène ne serait pas surprenant, car on sait qu'après les longs voyages en chemin de fer, certaines personnes ont une rétention d'urine liée à la même cause. Est-ce une raison pour interdire l'automobile à tout malade atteint d'affections des voies urinaires inférieures ? Il faudrait une étude plus complète pour le dire ; mais, chez ces mêmes malades, on peut trouver une compensation, s'il s'agit de personnes obligées par leur profession de passer plusieurs heures par jour en voiture et qui souffrent de la station assise prolongée ; on peut dire que, dans certains cas, l'automobile diminuera les inconvénients, en supprimant, par la vitesse plus grande, la durée des courses en voitures.

Les promenades en automobile ne constituent pas un repos complet ; non seulement la personne qui conduit fait un véritable exercice par les mouvements que nécessite le mécanisme, mais les personnes qui n'ont pas un rôle actif ne sont pas exemptes elles-mêmes d'un certain travail musculaire. La trépidation, les mouvements du corps qui l'accompagnent, facilitent les échanges qui seront surtout activés par la combustion plus vive qui résulte de la douche d'air. Il en résulte que, si ces conditions expliquent le béné-fice de l'automobilisme, elles sont aussi une raison d'interdire absolument ce sport, lorsqu'il y a lieu d'imposer un repos complet.

Pour certains pleurétiques, dont les lésions locales sont complètement éteintes, l'automobilisme fait partie de l'hygiène en réalisant les conditions de la vie au grand air, mais les poussées aiguës et surbaiguës de la plèvre sont aggravées par le froid ; les malades qui en sont atteints se trouvent mal dans un climat de montagne ; il ne serait donc pas prudent de leur conseiller le traitement par l'automobilisme.

Enfin, toutes les personnes atteintes d'affections aiguës, ne devront, en aucun cas, faire de l'automobilisme.

# CONCLUSIONS

I. Si l'automobilisme a été souvent un sport dange-
reux, on peut, en le réglementant, le rendre utile et
en faire un adjuvant précieux dans la thérapeutique
de certaines affections.

II. L'automobilisme exerce, chez les névropathes,
une influence heureuse sur les troubles nerveux, prin-
cipalement par les deux modes d'action suivants :
    *a*) Amélioration des fonctions digestives.
    *b*) Diminution de l'insomnie.

III. Chez certains tuberculeux, l'automobilisme
peut avoir une action favorable parce que :
    *a*) Les tuberculeux sont souvent neurasthéniques.
Ils rentrent dans la catégorie précédente et, d'autre
part, l'influence est doublement favorable parce qu'on
connaît le rôle néfaste de la persistance de l'état neurasthénique sur l'évolution de la tuberculose.
    *b*) Même en dehors de l'état neurasthénique, l'auto-
mobilisme est une façon de réaliser chez le tubercu-

leux la vie au grand air sans fatigue et d'obtenir des modifications favorables sur certains phénomènes bronchiques.

# TABLE DES MATIÈRES




Lyon. — Imp. A. REY, 4, rue Gentil. — 34674

www.ingramcontent.com/pod-product-compliance
Ingram Content Group UK Ltd.
Pitfield, Milton Keynes, MK11 3LW, UK
UKHW020044100726
13658UKWH00004B/1532